Mon putain de nom

_____

Mon putain de numéro

_____

Et

MERDE.

Pourquoi ça ne va pas ?

_____

_____

_____

_____

_____

_____

_____

_____

_____

_____

_____

_____

(c'est la vie)

Pourquoi ça ne va pas ?

_____

_____

_____

_____

_____

_____

_____

_____

_____

_____

_____

_____

(c'est la vie)

Pourquoi ça ne va pas ?

_____

_____

_____

_____

_____

_____

_____

_____

_____

_____

_____

_____

(c'est la vie)

Pourquoi ça ne va pas ?

_____

_____

_____

_____

_____

_____

_____

_____

_____

_____

_____

(c'est la vie)

Pourquoi ça ne va pas ?

_____

_____

_____

_____

_____

_____

_____

_____

_____

_____

_____

_____

(c'est la vie)

Pourquoi ça ne va pas ?

_____

_____

_____

_____

_____

_____

_____

_____

_____

_____

_____

(c'est la vie)

Pourquoi ça ne va pas ?

_____

_____

_____

_____

_____

_____

_____

_____

_____

_____

_____

_____

(c'est la vie)

Pourquoi ça ne va pas ?

_____

_____

_____

_____

_____

_____

_____

_____

_____

_____

_____

(c'est la vie)

Pourquoi ça ne va pas ?

_____

_____

_____

_____

_____

_____

_____

_____

_____

_____

_____

_____

(c'est la vie)

Pourquoi ça ne va pas ?

_____

_____

_____

_____

_____

_____

_____

_____

_____

_____

_____

(c'est la vie)

Pourquoi ça ne va pas ?

_____

_____

_____

_____

_____

_____

_____

_____

_____

_____

_____

_____

(c'est la vie)

Pourquoi ça ne va pas ?

_____

_____

_____

_____

_____

_____

_____

_____

_____

_____

_____

_____

(c'est la vie)

Pourquoi ça ne va pas ?

_____

_____

_____

_____

_____

_____

_____

_____

_____

_____

_____

(c'est la vie)

Pourquoi ça ne va pas ?

_____

_____

_____

_____

_____

_____

_____

_____

_____

_____

_____

(c'est la vie)

Pourquoi ça ne va pas ?

_____

_____

_____

_____

_____

_____

_____

_____

_____

_____

_____

(c'est la vie)

Pourquoi ça ne va pas ?

_____

_____

_____

_____

_____

_____

_____

_____

_____

_____

_____

(c'est la vie)

Pourquoi ça ne va pas ?

_____

_____

_____

_____

_____

_____

_____

_____

_____

_____

_____

_____

(c'est la vie)

Pourquoi ça ne va pas ?

_____

_____

_____

_____

_____

_____

_____

_____

_____

_____

_____

(c'est la vie)

Pourquoi ça ne va pas ?

_____

_____

_____

_____

_____

_____

_____

_____

_____

_____

_____

_____

(c'est la vie)

Pourquoi ça ne va pas ?

_____

_____

_____

_____

_____

_____

_____

_____

_____

_____

_____

(c'est la vie)

Pourquoi ça ne va pas ?

_____

_____

_____

_____

_____

_____

_____

_____

_____

_____

_____

_____

(c'est la vie)

Pourquoi ça ne va pas ?

_____

_____

_____

_____

_____

_____

_____

_____

_____

_____

_____

_____

(c'est la vie)

Pourquoi ça ne va pas ?

_____

_____

_____

_____

_____

_____

_____

_____

_____

_____

_____

_____

(c'est la vie)

Pourquoi ça ne va pas ?

_____

_____

_____

_____

_____

_____

_____

_____

_____

_____

_____

_____

(c'est la vie)

Pourquoi ça ne va pas ?

_____

_____

_____

_____

_____

_____

_____

_____

_____

_____

_____

_____

(c'est la vie)

Pourquoi ça ne va pas ?

_____

_____

_____

_____

_____

_____

_____

_____

_____

_____

_____

_____

(c'est la vie)

Pourquoi ça ne va pas ?

_____

_____

_____

_____

_____

_____

_____

_____

_____

_____

_____

_____

(c'est la vie)

Pourquoi ça ne va pas ?

_____

_____

_____

_____

_____

_____

_____

_____

_____

_____

_____

_____

(c'est la vie)

Pourquoi ça ne va pas ?

_____

_____

_____

_____

_____

_____

_____

_____

_____

_____

_____

(c'est la vie)

Pourquoi ça ne va pas ?

_____

_____

_____

_____

_____

_____

_____

_____

_____

_____

_____

(c'est la vie)

Pourquoi ça ne va pas ?

_____

_____

_____

_____

_____

_____

_____

_____

_____

_____

_____

(c'est la vie)

Pourquoi ça ne va pas ?

_____

_____

_____

_____

_____

_____

_____

_____

_____

_____

_____

_____

(c'est la vie)

Pourquoi ça ne va pas ?

_____

_____

_____

_____

_____

_____

_____

_____

_____

_____

_____

_____

_____

(c'est la vie)

Pourquoi ça ne va pas ?

_____

_____

_____

_____

_____

_____

_____

_____

_____

_____

_____

_____

(c'est la vie)

Pourquoi ça ne va pas ?

_____

_____

_____

_____

_____

_____

_____

_____

_____

_____

_____

_____

(c'est la vie)

Pourquoi ça ne va pas ?

_____

_____

_____

_____

_____

_____

_____

_____

_____

_____

_____

(c'est la vie)

Pourquoi ça ne va pas ?

_____

_____

_____

_____

_____

_____

_____

_____

_____

_____

_____

(c'est la vie)

Pourquoi ça ne va pas ?

_____

_____

_____

_____

_____

_____

_____

_____

_____

_____

_____

_____

(c'est la vie)

Pourquoi ça ne va pas ?

_____

_____

_____

_____

_____

_____

_____

_____

_____

_____

_____

(c'est la vie)

Pourquoi ça ne va pas ?

_____

_____

_____

_____

_____

_____

_____

_____

_____

_____

_____

(c'est la vie)

Pourquoi ça ne va pas ?

_____

_____

_____

_____

_____

_____

_____

_____

_____

_____

_____

_____

(c'est la vie)

Pourquoi ça ne va pas ?

_____

_____

_____

_____

_____

_____

_____

_____

_____

_____

_____

(c'est la vie)

Pourquoi ça ne va pas ?

_____

_____

_____

_____

_____

_____

_____

_____

_____

_____

_____

_____

(c'est la vie)

Pourquoi ça ne va pas ?

_____

_____

_____

_____

_____

_____

_____

_____

_____

_____

_____

_____

(c'est la vie)

Pourquoi ça ne va pas ?

_____

_____

_____

_____

_____

_____

_____

_____

_____

_____

_____

_____

(c'est la vie)

Pourquoi ça ne va pas ?

_____

_____

_____

_____

_____

_____

_____

_____

_____

_____

_____

_____

(c'est la vie)

Pourquoi ça ne va pas ?

_____

_____

_____

_____

_____

_____

_____

_____

_____

_____

_____

_____

(c'est la vie)

Pourquoi ça ne va pas ?

_____

_____

_____

_____

_____

_____

_____

_____

_____

_____

_____

(c'est la vie)

www.ingramcontent.com/pod-product-compliance
Lightning Source LLC
Chambersburg PA
CBHW030534220526
45463CB00007B/2837